OBSERVATIONS IMPORTANTES.

Après avoir démontré, par des faits authentiques & par des expériences heureuses, l'utilité & l'importance de ma découverte, je dois au Gouvernement trompé, à l'humanité trahie ; je me dois à moi-même de confondre la calomnie & l'injustice, qui m'ont poursuivi si long-temps, & de dévoiler, aux yeux du Public, toutes les basses manœuvres de l'ignorance, de la méchanceté & de l'envie.

Pour mettre le comble à la franchise qui, jusqu'à présent a caractérisé ma conduite, je vais nommer, ce qui n'était pas permis à mes Commissaires, les végétaux dont ils se sont servi pour le traitement de leurs malades & des miens.

Ces végétaux sont l'Angélique, la Bourrache, la Casse, le Cerfeuil, le Chardon-béni, la Chicorée, la Gentiane, l'Hellébore, la

Jacobée, le Jalap, la Linaire, le Noyer, la Nummulaire, la Scammonée, le Scordium, le Séné, le Treſſle d'eau, & la Velvote.

Pour faciliter, en tout lieu, ce genre de traitement, je puis réduire à un petit nombre de plantes, celles qui ſont néceſſaires à la guériſon, comme j'en aurais employé davantage, ſi j'en avais trouvé, afin de prouver les reſſources de ma méthode & l'abondance de mes moyens.

C'eſt avec de tels moyens que je guéris, indiſtinctement, les maladies nouvelles, anciennes, ſimples, compliquées, les plus rebelles & les plus invétérées. Voilà ce remède, que mes Adverſaires ont voulu faire paſſer pour ſuſpect & frauduleux, & qu'ils affectaient de regarder comme le ſecret d'un Charlatan ou la recette d'un Empyrique.

J'avoue que la ſimplicité de mes traitemens a dû étonner, même les gens de l'art. Comment auraient-ils pu ſe perſuader qu'une maladie dont on s'était formé, depuis trois ſiècles, les plus triſtes idées, & qui s'était jouée, depuis ſi long-temps, de tous les efforts de la Médecine, qu'une maladie, contre laquelle on n'avait encore pu découvrir qu'un prétendu ſpécifique, plus meurtrier que le mal lui-même, fut en effet une de celles qu'on guérit le plus sûrement, le plus facilement, avec les remèdes les plus doux, les plus simples ? La honte d'avoir été la dupe d'une erreur grossière, l'orgueil, la jalousie, l'obstination, l'intérêt, tout conspirait à les animer contre une découverte qu'ils regardaient comme humiliante pour eux, & même comme nuisible à leur fortune.

Cette classe si nombreuse d'homme qui, par ignorance & par méchanceté, s'attachent à déprimer le talent qui leur manque, & ne peuvent voir, sans dépit, le bien qu'un autre fait ; ces faux ou demi-savans, esclaves de la routine, qui, par une aveugle présomption, n'imaginent pas, ou ne veulent pas convenir qu'on puisse franchir les bornes étroites de leur sphère ; ceux qui, par morgue & par entêtement, sacrifient tout à leurs idées & à leurs passions, jusqu'à la vie de leurs semblables ; tous, sans vouloir prendre la peine de s'instruire & de réfléchir, sans daigner même examiner mes principes & ma doctrine, ont trouvé plus commode de décrier ces vérités incontestables, qu'ils rougissaient d'ignorer ; tous ont publié, avec un acharnement, sans exemple, que je n'étais qu'un imposteur & un charlatan, qui abusait le Public par des promesses chimériques : que diront-ils maintenant que le ſuccès de ma méthode eſt confirmée, & qu'il eſt tel que, même en mon abſence, & ſans ma participation & mon miniſtère, mes Commiſſaires, avec les plantes que je leur ai indiquées, ont opéré les mêmes guériſons que moi-même ?

Que diront, actuellement, ces Médecins, ces Chirurgiens, qui prétendent qu'on ne peut guérir la maladie vénérienne, dans tous les pays, avec les plantes qui s'y trouvent, & qui certifient, avec autant d'aſſurance que de fauſſeté, que les cures que j'ai faites, par les végétaux, étaient dûes au ſublimé-corroſif, que j'avais l'art & l'adreſſe de maſquer dans mes remèdes ?

Des imputations auſſi graves, avancées ſans preuve, faites à un Médecin qui a écrit contre le ſublimé-corroſif, ſont autant de calomnies atroces de la part de mes détracteurs (1), dont le but, en me dénigrant, eſt de s'oppoſer au bien public.

---

(1) Je ſuis affligé, pour la Faculté de Médecine : je ſuis honteux, pour quelques-uns de mes Confrères, qui jouiſſent dans le Public, d'une certaine conſidération, de les compter parmi mes détracteurs, & de les voir perdre l'eſtime & la confiance des honnêtes gens, par les calomnies qu'ils ſe ſont permiſes ſur mon compte : les uns ont rapporté, le

Il faut mettre dans la même claſſe, ceux de mes Confrères, qui, pour avoir un prétexte de décrier & de blâmer ce qu'ils ne peuvent faire ni concevoir, diſent qu'un Médecin de la Faculté ne doit pas avoir de remède particulier. Je demande à ces Confrères, dont le défaut de juſtice & d'intelligence eſt ſi manifeſte, où il eſt queſtion de remède particulier, dans ce que j'ai publié ? puiſqu'au contraire, ma doctrine & mon expérience ne reconnaiſſent ni ſpécifique ni remède particulier; puiſque j'enſeigne que la maladie véné-

---

autres ont certifié que le ſublimé-corroſif était la baſe de mes remèdes; qu'ils avaient cauſé des accidens fâcheux, une ſalivation abondante, la mort même; ce qui eſt abſolument faux & controuvé, pour me noircir. Il eſt phyſiquement impoſſible, dans tous les cas, que les remedes que j'emploie ſoient ſuſceptibles du plus léger inconvénient.

Lorſque les circonſtances, ou ma ſatisfaction l'exigeront; je ne dis pas ma juſtification ni ma vengeance, l'une & l'autre ſont au-deſſous de moi; je les nommerai, ces Confrères; je leur demanderai les preuves de ce qu'ils ont avancé, comme je l'ai déjà fait à pluſieurs que j'ai confondus; ils ont cru ſe juſtifier, en alléguant qu'on le leur avait dit : mais on ne ſe diſculpe pas d'une calomnie, par une pareille excuſe. Un honnête homme ne ſe permet pas d'attaquer la réputation d'un autre, qui fait le bien, ſur un ON DIT, qui eſt l'arme cachée & offenſive des ſots, des lâches, & des méchans.

rienne eſt, de toutes les maladies, celle dont le traitement admet le moins un remède particulier; celle qui, par la diverſité des ſymptomes, le cours de leurs périodes, la multiplicité de ſes complications, la différence des tempéramens & des conſtitutions des malades, exige le plus de variétés dans les remèdes (1).

C'eſt le traitement, par le mercure, qu'il faut qualifier de remède particulier, puiſqu'il eſt le ſeul qu'on donne, indifféremment, dans tous les cas, à tous les individus; remède d'ailleurs, malgré les cures qu'il a faites, le moins propre de tous à guérir la maladie vénérienne, & le plus dangereux par ſa nature & par ſes effets.

La préférence que les gens de l'art donneront aux frictions ſur le traitement végétal, ſera la meſure ou la pierre de touche de leurs connaiſſances en Médecine. La méthode des frictions ſera le partage des gens bornés, en ce que le mercure, par ſa propriété de guérir, fait ſeul la beſogne; il ne faut aucun talent pour l'adminiſtrer. Les Praticiens, qui diſent avoir une manière de le donner meilleure que celle des autres, s'abuſent ou trompent:

(1) Voyez le Certificat des Commiſſaires.

cette manière, dans le fond, eſt toujours la même entre les mains de tous, auſſi aveugle, auſſi inconſéquente.

Lorſqu'on guérit avec le mercure, on s'en attribue le mérite; quand il nuit, on en rejette la cauſe ſur la nature de ce minéral; & l'homme inſtruit, qui pratique ce genre de traitement, n'eſt pas plus en état que l'ignorant, de rendre raiſon de ce qu'il fait & de ce qui doit en réſulter.

Que diront M. Poiſſonnier, Colombier, Dehorne, Louis, adhérens & conſorts, &c. &c. &c, qui ſe ſont, ſi indignement, joués de la choſe publique, des Miniſtres & de moi, & qui ont avancé aux Miniſtres, dans les Bureaux, en public, dans le particulier, que je ne guériſſais pas avec les végétaux ſeuls; que je ſoutenais une choſe fauſſe, impoſſible; que j'étais un charlatan & un impoſteur?

Que dira la Société de Médecine? Que diront la plupart de ſes Membres, qui ſe ſont élevés & déchaînés, d'une manière ſi indécente, contre moi & contre ma doctrine, parce que, dans l'intention de les tirer d'erreur, de les mettre à même de faire le bien, & les empêcher de faire beaucoup de mal, j'ai publié des objections motivées, contre l'usage des frictions & du sublimé-corrosif, j'ai démontré l'insuffisance de ces remèdes, les dangers inséparables de leur usage, & l'aveuglement avec lequel on les administre, parce que j'ai substitué à ces remèdes traîtres & pernicieux, des moyens de guérir sûrs, doux & simples, dont l'administration se fait d'une manière éclairée & méthodique ?

Mes découvertes sont le fruit de plus de quarante ans de travaux, de méditations & d'expériences faites avec le savoir qu'une étude réfléchie, qu'une longue pratique de la Médecine peuvent donner, jointes à des connaissances accessoires, propres à fournir de nouveaux secours & de nouvelles lumières à la Médecine.

J'ai publié mon travail, pour en faire part aux Médecins, particulièrement à mes Confrères : j'ai soumis ce travail à l'examen, au jugement, à la critique de la Faculté de Médecine, du Collège de Chirurgie, de l'Académie des Sciences : je me suis adressé directement à ces Corps ; je les ai prié de me faire leurs observations, en les invitant, au nom de l'humanité & du bien de l'Etat, à se joindre à moi, pour détruire l'erreur absurde, le préjugé funeste où l'on est à l'égard du mercure, de la maladie vénérienne & de son traitement.

Je demande à la Société de Médecine, à MM. Poissonnier, Colombier, Dehorne & Louis, ce qu'ils trouvent dans mon travail, dans cette conduite, qui dénote un charlatan, un imposteur?

Une conduite aussi louable que la mienne, avec ces Compagnies, pour un sujet aussi intéressant que la conservation & la santé de sept à huit cents mille hommes, annuellement, ne m'a attiré que des injures, que j'aurais méprisées, si le bien public n'eût été intimément lié avec ma cause.

Pourrait-on taxer ou soupçonner ces Compagnies & leurs Membres d'avoir assez peu à cœur le bien de l'Etat & le salut public, pour n'avoir pas donné la moindre attention au travail, à la découverte que je leur communiquais? Cependant, si l'on considère la nature & l'utilité de ce travail & de cette découverte, on verra qu'ils sont d'une assez gaande importance pour exercer les connaissances des vrais Savans & des bons Citoyens.

Mon travail sur la maladie vénérienne; mes découvertes sur la propriété que la plupart des végétaux ont de la guérir: mes recherches sur la cause des accidens attachés à l'usage du mercure; ce travail, dis-je, fait pour enrichir la Médecine de nouvelles connaissances & d'une multitude de moyens propres à secourir efficacement l'humanité, n'a pas empêché la Société Royale de Médecine de porter l'injustice, l'aveuglement, la malhonnêteté, l'oubli de ses devoirs, le mépris du salut public, jusqu'à se permettre, à mon sujet, des excès qui semblaient ne convenir qu'aux plus bas, aux plus ignorans de mes Adversaires.

La Société de Médecine a abusé de son crédit, de son accès auprès des Ministres & dans les Bureaux, pour me décrier : elle m'a qualifié d'epithétes injurieuses ; elle a détourné le Gouvernement d'accepter mes propositions, malgré les avantages qu'il y trouvait, & d'ordonner les expériences publiques, l'examen & la discussion de ma doctrine, que je sollicitais.

La Société a-t-elle craint, par son institution, d'être chargé d'opérer & de discuter avec moi, & de ne pas s'en tirer avec honneur? Attendu que, jusqu'ici, elle a gardé le silence sur mes objections contre l'usage des frictions & du sublimé-corrosif, qu'elle recommande en qualité de meilleurs remèdes, dans son instruction; attendu que, parmi ses Membres, il n'y en a point qui soient véritablement instruits de ce qui concerne la maladie vénérienne, & que la Société royale est encore moins en état de faire avec le mercure, ce que je fais avec les végétaux.

Si mes remontrances au Gouvernement, sur les dangers, sur les inconvéniens de l'instruction de la Société de Médecine, n'étaient pas fondées, pourquoi la Société, quand M. le Contrôleur-Général les lui a communiquées (1), n'a-t-elle pas cru de son honneur, par une réponse convenable, de se justifier des reproches que je me suis permis, en qualité de Médecin & de Citoyen, d'après la certitude que j'avais que cette instruction sommaire occasionnerait un nombre infini d'accidens & d'homicides?

Je me suis vu d'autant plus autorisé à m'élever contre les abus & les dangers qui résulteraient, de l'instruction de la Société, que, dans le même tems, M. le Contrôleur-Général avait écrit à M. l'Intendant de Bourgogne de charger, l'Académie de Dijon, autant distinguée par ses lumières, que par son zèle & par ses travaux pour le bien public, de s'occuper, conjointement

(1) Voyez, à la fin de ces Observations, ma Lettre à M. le Contrôleur-Général.

avec moi, enſuite ſeule, de l'eſſai de ma découverte.

Si mes reproches étaientinjuſtes ou calomnieux, pourquoi la Société, avec tout ſon ſavoir, n'en a-t-elle pas prouvé la fauſſeté? avec tout ſon crédit, n'en a-t-elle pas demandé & obtenu ſatisfaction?

Les maux que cette inſtruction a dû cauſer, & qu'elle doit néceſſairement répandre dans tout le Royaume, étant auſſi réels, auſſi conſidérables que les faits le prouvent, & que la nature de ſes moyens doit le faire redouter, il faut eſpérer que le Public, le Gouvernement, les amis de l'humanité, ne ſeront point ſourds à ma voix, qu'ils auront égard à mes réclamations, & qu'ils ne verront & ne ſouffriront pas, avec indifférence, que des milliers d'hommes ſoient les victimes du mauvais travail de la Société & de l'oppoſition qu'elle a miſe à ce que je fiſſe le bien qu'elle ne peut faire.

On dira, pour juſtifier la Société, au ſujet de ſon inſtruction ſommaire : elle a fait ce qu'elle a pu ; elle n'en fait pas davantage : j'en conviens ; mais cette raiſon, loin d'excuſer la Société de s'être chargée d'une tâche ſi importante, ſans pouvoir la remplir d'une manière utile, & ſelon le vœu du Gouvernement, la mettait dans la nécessité d'en laisser le soin à d'autres Compagnies, en état de faire mieux, ou de s'adresser à des Médecins, qui, sur cet objet, en savent plus que la Société; elle se serait éclairée en puisant, dans les nouvelles connaissances que j'ai données sur cette matière, ou en se communiquant à moi, après les avances que j'avais faites.

Les lumières que la Société aurait retirées de mes écrits, de mes conseils, de mon expérience, l'auraient mise à portée de faire beaucoup de bien, au lieu du mal qu'elle a fait; les intérêts du Roi, la vie & la santé de ses sujets ne se trouveraient pas sacrifiés à la rivalité, à l'insuffisance, à la présomption de la Société de Médecine.

Quand une Société, de fraîche date, composée, en grande partie, de jeunes Membres, veut enlever à d'autres Compagnies plus nombreuses & mieux composées, & s'arroger à elle seule le droit de répandre la lumière & les secours dans le Royaume, il faut que cette usurpation soit du moins justifiée par le talent; & certainement, dans l'affaire dont il s'agit, la conduite de la Société de Médecine, & son instruction sommaire, ne sont pas faites pour légitimer ses prétentions.

Cette instruction sommaire, dont MM. Dehorne & de Lassonne fils sont rédacteurs, à laquelle la Société entière a donné la sanction, est bien la plus servile, la plus mauvaise compilation de tout ce qu'il y a de plus mauvais en Médecine : j'en donnerai les preuves incessamment.

Comment cette Compagnie a-t-elle pu certifier qu'on ne guérit point avec les végétaux, & que les cures que je dis avoir faites avec les végétaux, l'ont été par le sublimé-corrosif ?

Quel est le Membre de la Société, qui ait vu, qui ait su, qui ait la preuve que j'ai employé intérieurement un atome de sublimé-corrosif? Qu'il se nomme, qu'il fournisse cette preuve ! je lui en fais le défi, & je lui donne publiquement le démenti le plus formel : j'en fais de même aux Médecins, aux Chirurgiens qui se sont permis, contre moi, une aussi basse calomnie.

Comment la Société de Médecine a-t-elle osé, ou pu nier que je ne guérissais pas avec des végétaux seuls, & qu'on ne peut guérir de cette manière, tandis que cette Compagnie s'est employée auprès du Roi & du Gouvernement, & qu'elle en a obtenu, sur son rapport, sur son certificat, un Arrêt du

Conſeil pour la diſtribution d'un remède végétal, ſous l'inſpection & la direction de deux Membres de la Société ?

Le Public, les gens de l'art ſeront curieux & empreſſés, comme parties intéreſſées, de ſavoir ce que la Société de Médecine répondra au Gouvernement, lorſqu'il exigera de cette Compagnie une réponſe cathégorique à cette queſtion : Guérit-on, ne guérit-on pas la maladie vénérienne, avec les végétaux ſeuls ?

La queſtion eſt déjà réſolue par la Société même, comme elle l'était par le fait, depuis long-tems.

Puiſque la Société certifie qu'on guérit avec les végétaux, il n'y a aucun doute que cela ne ſoit ; mais ſa conduite avec moi, ſon atteſtation & l'Arrêt du Conſeil en faveur du rob anti-ſiphyllitique, donnent lieu à des réflexions, à des argumens dont les conſéquences ne doivent pas faire honneur à la Société de Médecine.

Si un remède végétal, quel qu'il ſoit ; celui, par exemple, que la Société a préconiſé, appliqué à tort à travers, à tous les individus, indiſtinctement, dans tous les cas, en aveugle, avec un régime abſurde, guérit quelquefois : pourquoi un Médecin, à l'appui d'une méthode fondée sur les vrais principes de la Médecine, ayant la connaissance & le choix des moyens convenables au sujet & à la maladie qu'il traite, ne guérirait-il pas ?

Pourquoi la Société accorde-t-elle à la recette d'un Empyrique, ce qu'elle refuse au talent d'un Médecin, d'un Confrère, qui a fait ses preuves, qui demande à en donner de nouvelles, qui offre toutes celles qu'on peut desirer, & qu'on croira nécessaires, pour porter à la dernière évidence, la démonstration des vérités qu'il a publiées ?

Pourquoi la Société fait-elle plus de cas d'une recette, qui est un secret, que d'une doctrine, qui est publique?

Est-ce voir & se conduire en vrais Médecins? N'est-ce pas plutôt favoriser l'empyrisme, en montrer l'exemple, & donner un libre cours au brigandage de la charlatanerie?

Comment la Société de Médecine peut-elle mettre si peu de délicatesse & de jugement, ou autant de contradiction & de mauvaise foi dans une affaire qui concerne l'honneur de sa profession, le bien de l'Etat, & la vie des Citoyens?

Sans doute, la Société a ses raisons pour faire tout cela? Mais ne suis-je pas en droit de lui demander ses raisons, puisque la chose me regarde directement ? Et, tant que le Public les ignorera, n'est-il pas en droit de mal présumer des intentions de la Société, & des motifs de sa conduite avec moi ?

Comment la Société a-t-elle été assez inconsidérée, assez inconséquente ? comment fait-elle si peu de cas de l'opinion & du jugement du Public, pour certifier au Roi, aux Ministres, à toute la France, que la recette d'un Empyrique, composée de végétaux, guérit la maladie vénérienne, & en même-temps, me traiter d'imposteur & de charlatan, pour avoir guéri avec des végétaux, pour avoir publié & enseigné la manière de le faire ?

Outre l'injustice, la contradiction, la malhonnêteté de la Société de Médecine, ce qu'il y a de singulier dans sa conduite, c'est que plusieurs de ses Membres ont traité & guéri, conjointement avec moi, des malades, par les végétaux.

Quels sont donc mes torts avec les Médecins & la Société Royale, & qui m'attire, de leur part, les épithètes de Charlatan & d'imposteur ? Les voici.

J'ai reconnu, par une longue & heureuse pratique de la Médecine, que les maladies vénériennes devaient être mises dans la classe des maladies chroniques ordinaires, traitées de même, avec les mêmes moyens, à cause de l'analogie qu'il y a entre ces maladies, leurs traitemens, les remèdes qui leur conviennent, & le travail que la nature fait pour leur guérison.

J'ai démontré que la maladie vénérienne est une maladie simple, la plus facile de toutes les maladies à guérir (1), pour laquelle la nature a fourni le plus de moyens de guérison.

J'ai découvert que la plupart des plantes, par leurs principes, par leur manière d'agir, sont autant de spécifiques contre la maladie vénérienne.

J'ai enseigné que le mercure est, de toutes les substances, celle dont l'usage a le plus d'inconvéniens, & qu'il est la moins propre à la guérison de la maladie vénérienne; qu'en général, il est contraire ou funeste, dans

(1) Quand la maladie vénérienne est rebelle ou devenue incurable, c'est ordinairement à la suite des traitemens par les frictions & par le sublimé corrosif. Lorsque le virus & le mercure ont porté leur action sur la gorge, sur les parties internes du nez, en ont carié les os, à un certain point; lorsque les solides sont agacés, les fluides dénaturés; plus on s'obstine à donner du mercure, plus la maladie empire, & le malade est toujours victime du remède & du manque d'autres moyens de guérir, de la part de celui qui le traite;

toutes les complications d'une autre maladie avec la vénérienne ; que le mercure, en friction, ne guérit qu'accidentellement, au moyen d'une combinaison qu'il subit dans l'économie animale ; que les différens accidens qui surviennent dans ce traitement, sont une suite nécessaire de cette combinaison, & que les malades qui n'ont pas éprouvé d'accidens pendant leur traitement, n'en ont pas moins couru les risques.

J'ai proscrit l'usage interne du sublimé-corrosif, qui est une substance délétère, à cause de l'état particulier où se trouve l'acide marin, pour se combiner avec le mercure ; on ne peut ni adoucir, ni corriger le sublimé-corrosif, à moins qu'on ne le décompose ; alors il cesse d'être un remède antivénérien. Les effets du sublimé-corrosif sont, plus ou moins, funestes aux malades, à raison de leur constitution, qui les rend plus ou moins susceptibles de son action corrosive, dont rien ne peut garantir, qu'une dose insuffisante, pour nuire &, par conséquent, pour guérir. Les précautions qu'on prend sont abusives ; le lait, les mucilagineux ne servent à rien, ou à peu de chose ; ils masquent le remède, diminuent un peu, & pour un instant, son premier effet sur l'estomac. Le Médecin, qui compte sur ce prétendu correctif, rend les malades victimes de l'erreur où il est, ou de l'illusion qu'il se fait : quand le sublimé-corrosif a passé dans les secondes voies, rien ne peut garantir de son action nuisible; on peut encore moins y remédier; d'ailleurs, le sublimé corrosif ne convient pas à tous les symptomes; il est plus souvent palliatif que curatif; la plupart des femmes enceintes, qui en font usage, avortent; d'après cela, comment des Médecins, s'ils sont instruits, humains, religieux, peuvent-ils, non-seulement se servir d'un poison si traître, si dangereux, mais encore, d'en commettre l'usage à des mains imprudentes, ignorantes, comme la Société de Médecine le fait, par son *Instruction sommaire, sur le traitement des maladies vénériennes, dans les campagnes ?*

Enfin, après avoir passé toute ma vie à acquérir des connaissances salutaires, avoir rendu au genre humain le plus grand service qu'il pût attendre de la Médecine, avoir sacrifié mon tems, ma santé, ma fortune, au desir d'être utile, me voir traiter de charlatan, d'imposteur !... Et par qui !... Par des Médecins, par des Chirurgiens, qui joignent à une extrême indifférence pour le bien public, l'ignorance la plus absolue, sur tous les objets, sur lesquels j'ai répandu le plus grand jour.

La preuve de l'ignorance de mes Adversaires, à l'égard du traitement de la maladie vénérienne, n'est pas difficile à donner; elle consiste en deux assertions décisives: il n'y a pas un d'eux qui sache quelle est l'indication que la maladie vénérienne présente pour son traitement; il n'y en a pas un qui connaisse la manière d'agir, de nuire, de guérir du mercure.

J'en dis de même des Membres de la Société de Médecine & du Conseil de santé.... donc... J'ai bien d'autres preuves de la profonde ignorance où l'on est sur cette matière, mais ce n'est pas ici le lieu de les donner; je le ferai au plutôt, dans un traité, *ad hoc*.

Cependant je crois devoir faire une exception, pour MM. Poissonnier, Colombier, Dehorne & Louis, qui, par leurs lumières, par leurs vues patriotiques, sont l'œil & le conseil du Ministère. La réputation dont ils jouissent, les places qu'ils occupent, & qui, sans doute, sont les garans du vrai mérite; supposent des talens supérieurs & des connaissances très-étendues! Je suis sûr qu'ils se feront un devoir, un plaifir, de répondre à ces deux importantes queftions, dont l'objet eft fi effentiel à une faine pratique & fert à diftinguer le Médecin de l'Empyrique : j'y invite très-inflamment ces MM, je les en conjure, au nom de l'humanité.

Ces MM, favent très-bien que ce qui caractérife le charlatan, eft de ne pas connaître l'indication que préfente la maladie qu'il traite, ni la nature, ni la manière d'agir du remède qu'il emploie ; & c'eft-là, cependant, les reproches qu'on peut faire aux partifans du mercure, qui, néanmoins ; vantent l'excellence de leur méthode, & prônent le mercure comme le feul fpécifique.

Sans doute, MM. Poiffonnier, Colombier, Dehorne & Louis, font trop inftruits, pour ignorer ces chofes-là ; ils ont trop à cœur de fe montrer dignes des places qu'ils occupent, & d'enfeigner, par leurs leçons, par leurs écrits, par leurs exemples, à bien faire, pour laiffer quelque chofe à defirer fur ces deux points, qui, en bonne Médecine, font pour toutes les maladies, la bafe d'un traitement éclairé, méthodique, d'où dépend, ordinairement, fon fuccès. QUI NOVIT CURAT.

Outre les lumières que ces MM. répandront, par leur réponfe, elle préviendra les conſéquences qu'on pourrait tirer de leurs ſilence, qui ſervirait aux uns de prétexte pour faire à ces MM. l'application des épithètes, dont ils m'ont, ſi libéralement, gratifié; il ſervirait aux autres de preuves convaincantes de la juſteſſe de l'application. Ceux-ci même, pourraient, d'après le ſilence de ces MM., joindre au reproche d'ignorance celui de mauvaiſe foi.

A Dieu ne plaiſe que je juge de la ſorte ces MM.; je ne doute pas que leur ſavoir, leur zèle, leur conduite, ne faſſent penſer tout le monde, comme je penſe ſur leur compte.

Si la Société de Médecine, ſi les perſonnes que j'ai nommées, s'obſtinent dans leur injuſtice envers moi, elles me forceront d'uſer des moyens que j'ai de les confondre.

Elles ſe ſont permis, à mon égard, & par rapport à ma découverte, des injures, des calomnies; plus vrai, plus honnête qu'elles, je ne rapporterai que des faits, que des vérités.

Alors les Miniſtres & le Public ſeront Juges entre mes ennemis & moi; ils verront de quel côté eſt le zèle & le talent; ils pourront décider qui d'eux, ou de moi, honore le plus ſon art, & offre le plus de ſecours à l'humanité.

Il eſt de l'intérêt de l'Etat & de celui des

particuliers, de connaître cet esprit de parti, cette animosité de corps, si préjudiciables au bien général, & de réprimer l'audace & la malversation de cette espèce de gens, avides, inhumains, qui fondent leur fortune sur les maux du Public, les regardent comme leur patrimoine, voient avec plaisir ses maux se perpétuer, se multiplier, & traitent en usurpateur, en ennemi de leur bien-être, l'homme, le Médecin instruit & généreux, qui se dévoue au soulagement de ses Concitoyens.

On m'a trop décrié, on m'a trop outragé, pour ne pas faire sentir à mes ennemis ce qu'ils sont, & ce que je vaux.

Je tiens trop à l'estime des honnêtes gens, j'ai trop à cœur le bien & le salut public, pour ne pas user de la supériorité que me donne sur mes ennemis, ma conscience, mes intentions, & le succès de mes expériences.

Le salut de l'Humanité tient à ma justification, comme ma justification tient à la conviction des vérités que j'ai enseignées ; l'une étant intimément liée à l'autre, j'éleverai la voix, autant que je pourrai, jusqu'à ce qu'elle parvienne au Roi, aux Ministres, & que le Public & tous les honnêtes gens sachent que, depuis vingt-quatre ans, on m'a empêché de faire le bien.

Que de maux, que d'homicides, depuis ce temps, j'aurais sauvés à l'Etat, & combien mes Adversaires n'en commettront-ils pas, par jalousie, par animosité contre moi, contre mes découvertes!

Si je n'obtiens pas une juste satisfaction de mes Adversaires, ma cause, devenue celle du Public, je serai autorisé à lui exposer le but, la nature & les motifs de leurs procédés; cela me donnera occasion de revenir sur mes expériences de Saint-Denis, de m'expliquer, librement, sur la conduite de mes Commissaires (1), & sur l'infamie qu'ils ont commise, dans cette expérience, en m'enlevant mes Malades, après être convenus de les garder un an, pour dire ensuite qu'ils n'étaient pas guéris. Je publierai mes Observations sur l'*instruction sommaire de la Société de Médecine*, & ma correspondance avec les personnes en place.

Si la perspective du bien immense, qu'il est en mon pouvoir de faire à l'Etat & à l'Humanité, n'avait pas soutenu mon courage, depuis long-temps, j'en aurais abandonné le

---

(1) Qui étaient MM. Colombier, Doublet, Ninnin, Médecins; Dufouaire, Louis, Chirurgiens, & trois autres subordonnés.

projet, par les désagrémens que j'ai éprouvés; mais j'ai toujours espéré que le savoir & la droiture l'emporteraient sur la cabale & l'ignorance, ou que le Roi & les Ministres trouveraient un ami, un homme zélé, un honnête homme, enfin, qui leur dît la vérité.

Si mes découvertes & leur utilité me donnent quelques droits à la reconnaissance des hommes, j'ose me flatter d'en avoir acquis de plus grands, de la part des amis de l'Humanité, par ma patience à supporter les persécutions, par ma fermeté, par ma persévérance à faire le bien.

Quelques peines que mes découvertes m'aient coûtées à acquérir, j'en ai de plus grandes à les répandre. On dit, communément, il est difficile de faire le bien; on peut dire, avec autant de vérité, malheur à qui fait le bien! J'en ai la triste expérience.

S'il y a du plaisir, pour un homme de ma profession, de venir au secours de ses semblables, ce plaisir est, le plus souvent, empoisonné par les déboires qu'il essuie, sur-tout par les obstacles qu'il rencontre de la part des personnes faites pour le seconder.

Si un Philosophe ne trouvait sa récompense, dans le bien qu'il fait, il aurait, presque toujours, sujet de regretter, ou de ſe repentir de l'avoir fait. Je ſuis, j'oſe le dire, à tous égards, dans cette poſition. Cependant, quoique victime de mon zèle, de mon dévouement, il eſt ſi doux, ſi flatteur pour moi, comme il doit l'être pour tout homme ſenſible & compatiſſant, d'être utile à ſes ſemblables, que j'en pourſuivrai le projet, juſqu'à ce que j'en ſois le martyr, ou que j'aie la gloire & la ſatisfaction de voir la ſanté & la conſervation de tant de milliers d'hommes, être le prix & le fruit de mon courage & de mes travaux.

Le ſalut & l'intérêt publics impoſent, de la manière la plus rigoureuſe, à la Société Royale de Médecine, à MM. Poiſſonniers, Colombier, Dehorne, Louis, le devoir de prouver, chacun ſéparément, ce qu'ils ont avancé contre moi, contre ma doctrine, contre mes découvertes, de le remettre au Miniſtre, ou de le rendre public; devoir auquel ils ne peuvent ſe ſouſtraire, ſans ſe déshonorer publiquement, & montrer qu'ils m'ont calomnié & contrarié, dans l'intention de s'oppoſer au bien que, dans le fond de l'ame, ils me ſavent en état de faire, & dont ils ſe ſentent incapables.

Depuis vingt-quatre ans, je ſollicite les Miniſtres, pour les mettre à même de rendre, chacun dans ſon département, le plus important ſervice à l'Etat, à l'humanité, & qui ſerait une époque heureuſe, pour leur adminiſtration. Depuis vingt-quatre ans, les Miniſtres ont toujours été trompés, ou abuſés ſur mon compte, tant par la ſouſtraction de mes lettres & mémoires, que par les faux rapports, qu'on leur a faits: le Roi même n'en a pas été exempt.

Puiſque la vérité parvient ſi difficilement, ſi rarement au Roi, à ſes Miniſtres, & que les Miniſtres, dans les affaires qu'ils ne peuvent examiner, ni juger eux-mêmes, ſont obligés de s'en rapporter à des perſonnes, ou prévenues, ou peu inſtruites, ou indifférentes, ou intéreſſées à la choſe, qui la préſentent, ou donnent leurs avis ſuivant leurs vues particulières, ce qui eſt toujours arrivé par rapport à moi, & toujours d'une manière contraire à la vérité & au bien public, qui en étaient l'objet.

Aujourd'hui, dans cette même affaire, dont le Roi & le Miniſtre de la guerre ſont inſtruits, pour obvier aux inconvéniens que j'ai rencontrés juſqu'ici, il eſt de la ſageſſe & de la juſtice du Miniſtre, comme de l'intérêt du Roi & de celui du Peuple, d'exiger des Médecins & des Chirurgiens qu'on a confultés, ou que l'on consultera, LEUR RÉPONSE, PAR ÉCRIT, aux objections que j'ai publiées contre l'usage du mercure, pour que j'y réplique, & leurs allégations contre ma doctrine, contre mes découvertes, contre mes expériences, pour que j'y réponde.

Nos raisons, motivées, rendues publiques, par la voie de l'impression, éclaireront le Public dans sa propre cause; elles mettront les Médecins instruits, bien intentionnés, du Royaume & de l'Europe, en état de prononcer sur ma doctrine, sur mes découvertes.

De cette manière, le Public & le Gouvernement ne seront exposés à aucune surprise; je n'en aurai plus à craindre de mes Adversaires, qui, dans les premières places qu'ils occupent, étant juges & parties, sans égard pour la vérité, ni pour le bien public, feraient impunément, aujourd'hui, contre moi, par animosité, par vengeance, ce qu'ils ont fait, précédemment, par jalousie, par intérêt.

Les regards du Public, portés sur les écrits & sur la conduite de mes Adversaires, arrêteront leurs démarches cachées, & préviendront le mal qu'ils continueraient de faire, s'ils pouvaient se flater de dérober, à ce même Public, la connaissance de leurs manœuvres.

La cause que je défends, est celle des Peuples & des Souverains; c'est la cause de tout le genre humain; il n'y a point d'individu que ma découverte n'intéresse, directement, ou indirectement.

Tous les Médecins, tous les Savans, tous les hommes d'Etat, tous les amis de l'humanité s'accordent, unanimement, à dire qu'il faudrait élever une statue à celui qui trouverait un autre moyen, que le mercure, de guérir la maladie vénérienne (1), sans vues d'intérêt, ni d'ambition, guidé par le seul

(1) Dans une assemblée respectable, M. Colombier a dit, plusieurs personnes présentes me l'ont rapporté, que si je guérissais, seulement, quelques vénériens, par les végétaux, ce ne serait pas assez faire pour reconnaître & perpétuer l'obligation que le genre humain m'aurait, de m'élever une statue d'or, dans la première place publique de Paris..... Que proposerait M. Colombier, aujourd'hui, qu'il est prouvé que je les guéris tous?

Combien les propos de certains hommes s'accordent peu avec leurs actions! ou, pour mieux dire, ceux qui, comme M. Colombier, dans la position où il se trouve avec moi, tiennent de pareils propos, ne le font que pour mieux assurer les coups qu'ils veulent porter: c'est jetter la pierre & cacher le bras.

Qui croirait que l'animosité de M. Colombier contre moi, & les contrariétés qu'il me fait éprouver, ne viennent que de la jalousie que lui ont causées les preuves que je lui ai données & la certitude qu'il a, que je guéris par les végétaux?

desir de faire le bien, sans m'attendre à aucune reconnaissance de la part des hommes, dont je n'ai que trop éprouvé l'injustice & l'ingratitude, ni de celle du Gouvernement, dont je n'ai pas à me louer davantage. Je me suis occupé, depuis quarante ans, de la recherche de ces moyens, qui sont l'objet de tant de vœux. Le succès a couronné mes travaux; j'ai découvert, j'ai enseigné ces moyens, dont la douceur, la simplicité, l'efficacité & le prix modique surpassent toute attente, & pour récompense, on m'a injurié, on m'a calomnié!

Quelle honte! quel exemple! quel encouragement pour tout homme qui, comme moi, veut & peut faire le bien!

Ce qu'il y a de plus révoltant dans ce procédé inoui, c'est que les Médecins, les Chirurgiens, à la tête des Hôpitaux Civils & Militaires, qui, par leurs fonctions, sont à portée de voir les ravages de la maladie vénérienne, l'insuffisance & les dangers du mercure, & le besoin d'un meilleur remède, & qui, par état, en leur supposant les connaissances qu'il exige, sont à même de sentir le mérite & les avantages d'une découverte aussi précieuse que la mienne; ce son précisément eux qui, sans avoir la moindre raison à donner, en faveur de leur routine aveugle

& dangereuſe, ni la moindre objection à faire contre ma méthode, ont décrié, avec le plus d'acharnement, ma découverte, & ſe ſont oppoſés, avec le plus d'animoſité, au bien qu'il eſt autant à ma volonté qu'en mon pouvoir de faire, quand le Gouvernement m'en fournira les moyens.

Il eſt à ſouhaiter que le Roi, guidé par ſon humanité, par ſa bienfaiſance, conſidérant ſon propre intérêt & la conſervation de ſon Peuple, ordonne à ſes Médecins, & à d'autres Savans, de diſcuter, avec moi, une matière ſi intéreſſante, ſi eſſentielle à la conſervation de ſes Sujets.

Et pourquoi, mes Adverſaires, qui occupent les premières places, à titre d'Officiers de Santé, & que le Roi paye, en cette qualité, ne ſe montrent-ils pas? Pourquoi la Faculté de Médecine, l'Académie des Sciences, la Société Royale de Médecine, le Conſeil de Santé, le Collège de Chirurgie, ne le font-ils pas? Afin de prévenir le vœu du Roi, & l'ordre que Sa Majeſté, comme père de ſon Peuple, leur donnerait, s'il était inſtruit de l'importance de la choſe; pour empêcher, ſi ma doctrine eſt fauſſe, que j'introduiſe de nouvelles erreurs, en Médecine, ou pour concourir, avec moi, ſi ma doctrine eſt vraie, à

détruire

détruire un fléau, si préjudiciable à l'Etat, si funeste au genre humain.

Pourquoi ces Corps ne sont-ils pas, par devoir, par zèle, ce que je fais, depuis quarante ans, par humanité, pour l'honneur de ma profession, avec des dépenses immenses & un désintéressement sans exemple?

Il n'y a jamais eu d'objet plus intéressant, pour la Médecine & pour le Gouvernement, que la guérison de la maladie vénérienne, & c'est l'objet que la Médecine a le plus négligé, dont elle s'est occupée avec le moins de succès, & que le Gouvernement a regardé avec le plus d'indifférence.

On a abandonné à l'ignorance, à la cupidité des Charlatans, ce genre de maladie, qui afflige, lui seul, autant d'individus, dans le Royaume, que toutes les autres maladies, ensemble.

Ce qui est cause que le Gouvernement n'a pas donné à cette maladie toute l'attention qu'elle méritait, c'est que les Médecins, à la tête des Hôpitaux, n'ont jamais représenté fidèlement aux Ministres les ravages qu'elle cause, encore moins les accidens que le mercure occasionne. Ces Médecins, quoique témoins de ces maux, ne se sont point occupés, soit paresse, soit indifférence, soit incapacité, de la recherche des moyens d'y remédier ; ils ont rejetté, ou accepté les remèdes qu'on leur a préſentés, non à raiſon de leur nature & de leur bonté, mais à raiſon du bénéfice qui leur en revenait.

Ce qui s'eſt paſſé à l'égard des dragées de Kayſer, des biſcuits pour la Marine, & du rob anti-ſiphyllitique, en eſt la preuve.

Cette eſpèce de délation, arrachée à ma délicateſſe, par un ſentiment d'humanité pour les malheureux qui en ſouffrent, & d'indignation contre ces hommes qui ſacrifient à leurs intérêts, ce qu'il y a de plus ſacré, me conduit à la dénonciation ſuivante.

Mon état, mon devoir & ma conſcience m'obligent de repréſenter au Roi, aux Miniſtres, combien leurs vues ſont mal remplies, combien les remèdes qu'on emploie à ſecourir les malheureux, vont, au contraire, à leur détriment. Je ne ſuis pas le ſeul Médecin qui en gémiſſe, mais je ſuis le ſeul qui ait le courage & la hardieſſe de le dire. Le Gouvernement, ſans doute, me ſaura gré de l'éclairer, ſur cet objet, & de lui faire connaître combien il eſt trompé, mal conſeillé, mal ſervi, par ceux en qui il met ſa confiance, pour la direction des ſoins & des ſecours que le Roi ſe plaît à donner à ſon Peuple.

Comment ſe peut-il que, dans un Gouvernement éclairé, humain, parmi des Compagnies de Médecins & d'autres Savans, dont les écrits, les discours, les actions, ne respirent qu'humanité, que bienfaisance, comment se peut-il, dis-je, que, de l'aveu du Gouvernement, sous l'inspection d'une police sage & vigilante, on voie affichée, au coin des rues, l'adresse d'un Bureau où l'on distribue, charitablement, aux malheureux, à qui on le fait payer très-cher, le poison le plus violent; que sous le titre de Traitement populaire, on fasse un empoisonnement public, & que sous le prétexte de maladie vénérienne, l'on vende, à qui veut acheter, du poison (1), à l'abri des recherches de la Justice, dont la sagesse & la prudence ont voulu, par des Arrêts rigoureux, en défendant la vente de ce poison, en prévenir les abus & les dangers?

Les maux, les homicides qui se commettent, dans la Capitale, par l'usage de ce re-

---

(1) Il y a un Capucin de la rue Saint-Honoré, qui fait ce commerce.

Quand le but principal d'une institution publique est, SALUS POPULI, comment se peut-il que la Société Royale de Médecine, établie par le Roi, pour surveiller les objets qui intéressent la santé & la vie des Citoyens, tolère, permette, autorise la vente de pareils remèdes, ou d'autres, à-peu-près de la même nature, qui, par leur administration, sont aussi dangereux?

mêle-poison, ne présentent qu'une faible idée des maux que cause, dans tout le Royaume, l'Instruction de la Société Royale de Médecine, particulièrement dans les campagnes, où elle est répandue, par ordre du Gouvernement, pour le traitement des maladies vénériennes.

Traitement qui fait périr, à-peu-près, dix mille hommes de plus, par an.

Sur sept à huit cents mille individus, qui, dans le courant de l'année, sont attaqués de cette maladie, la plupart sont au régime de ce poison, sous le bon plaisir, & par les conseils salutaires de la Société de Médecine, qui ne veut pas qu'on mette ces malades à un meilleur ordinaire.

Si un ennemi de la France, si une Divinité infernale, voulaient miner, sourdement, l'État, détruire la population, nuire à l'Agriculture, aux Manufactures, au Commerce, à la Navigation, & faire au Royaume tout le mal qu'il fût possible de lui faire; je ne crois pas qu'ils pussent imaginer, conseiller, employer, pour remplir ce funeste dessein, un moyen plus sûr & plus meurtrier que le Traitement populaire & l'Instruction sommaire de la Société Royale de Médecine, qui prescrit le même traitement.

Et c'est ce traitement insuffisant & meurtrier, que l'on fait aux Troupes du Roi! traitement qui, fur mer, dans les Ports, aux Matelots, à tous les Marins, eft encore plus meurtrier!

Le fuccès des expériences que le Roi vient d'ordonner, a prouvé, inconteftablement, que je guéris la maladie vénérienne avec des végétaux, feuls, les plus communs; mais il eft à defirer, pour le falut des hommes, pour l'intérêt de l'Etat, que le Gouvernement n'en refte pas-là, & que le Roi me mette dans une pofition, où je puiffe, appuyé de fon autorité, par des Ecrits, par des leçons, par des traitemens publics, PAR DES EXPÉRIENCES COMPARATIVES, répandre dans le Royaume, les fecours dont tant de Sujets ont befoin, & la lumière qui manque à tous ceux qui font chargés de les traiter.

Qu'on n'imagine pas que mes offres, mes propofitions cachent des vues intéreffées; je n'ai d'autre ambition que celle de faire le bien; je ne defire ni place, ni titre, ni décoration; & je n'en accepterai jamais. Si le Gouvernement juge à propos de m'employer encore, pour achever & perfectionner ce que j'ai fi heureufement commencé, je m'y prêterai volontiers; & même je le fouhaite, mais fans le demander à titre de grace; car quelque chofe que le Gouvernement faffe, pour moi, il ne me dédommagera jamais de ce qu'il m'en a coûté pour parvenir aux découvertes que j'ai faites ; & ce fera toujours aux dépens de ma fanté, de mon bien-être, que je le fervirai. A mon âge, dans ma pofition, il n'y a que la fatisfaction de faire le bien & la facilité qu'on y trouve, qui puiffent engager à de pareils facrifices, & en dédommager.

Je fuis bien aife de donner cet avis à M. Colombier & au Confeil de Santé, dont la plupart des Membres, dans les mauvaifes difpofitions où ils font pour moi, pourraient fe flater de me voir obligé de recourir à eux, & par leur place, & au nom du Miniftre, dont ils abuferaient, de me faire la loi, & de me tenir dans leur dépendance, fi j'attendais mon fort du Gouvernement.

J'ajouterai, de plus, que loin d'avoir befoin du Gouvernement ou de ces MM., je puis, au conttaire, être utile au Confeil de Santé, & lui apprendre beaucoup de chofes qu'il ignore, & qui lui font néceffaires, pour remplir les vues du Miniftre, & que le Gouvernement ne peut efpérer ni recevoir d'aucun autre Médecin, le bien que je puis faire & les fervices que je puis rendre à l'Etat & à l'humanité.

Les procédés & la conduite injuftes &

malhonnêtes de MM. Colombier, Doublet, Dehorne & Louis, Membres du Conseil de Santé, à mon égard; &, d'ailleurs, ce qui m'est arrivé dans les deux expériences que j'ai faites, m'ont appris à quoi je dois m'attendre, par la suite: comme mon zèle, mon désintéressement & le tort considérable que j'ai souffert par la calomnie, dans ma fortune & dans ma réputation, en travaillant au bien public, doivent avoir prouvé à ces MM. que je n'agis par aucun motif d'intérêt, ni d'ambition.

Une découverte aussi belle, aussi utile que la mienne, serait perdue, si l'on ne prend le parti que j'indique, pour en constater les avantages & pour les rendre universels.

Afin que le salut public ne soit point sacrifié à l'intrigue, à l'ignorance, à la mauvaise foi de mes Adversaires; afin que le fruit de mes travaux & de mes expériences ne soit pas perdu, j'ai prié le Ministre de la Guerre (1), de me faire donner communication du Rapport que le Conseil de Santé, les Médecins, Chirurgiens, autres que mes Commissaires de Grenoble, ont fait sur ma

(1) Le Ministre m'a promis verbalement & par écrit, de me faire remettre ce Rapport; je l'attends encore ce 30 Janvier.

doctrine, sur ma découverte, sur mes expériences, afin que je puisse relever ce qu'on aurait avancé de faux, éclaircir ce qui serait douteux, développer ce qui paraîtrait insuffisant, expliquer ce que l'on aurait mal interprêté, & faire connaître ce que l'on aurait voulu cacher ; en un mot, faire à ce sujet, tout ce qui convient au bien de la chose.

Puisque mes expériences ont été publiques, faites par ordre du Roi, pour les intérêts du Gouvernement & pour le salut de la Nation, il faut que le Rapport & l'avis du Conseil de Santé soient également rendus publics, afin que la partie intéressée soit instruite de sa cause, & que d'autres Juges, compétens, puissent aussi porter leur jugement.

Enfin, le sort de ma découverte & le salut des Vénériens, sont à la merci du Conseil de Santé; & par un événement singulier, il se trouve que les mêmes personnes, qui m'ont donné au Public pour un imposteur, un ignorant, un charlatan, sont aujourd'hui, mes Rapporteurs & mes Juges, dans une cause où ils sont intéressés, comme moi ; avec cette différence que, dépourvus du zèle & des connaissances que j'ai, ils cachent le mal qu'ils font, pour continuer à le faire ;

& que je fais le bien & je l'enſeigne, pour le répandre.

Tous les Membres du Comité de Santé, un ou deux exceptés, ſont de tous mes Adverſaires, les plus déchaînés contre ma doctrine, les plus acharnés contre moi, & en même-tems les plus injuſtes, les plus inconſéquens & les plus malhonnêtes, ſans avoir eu directement ni indirectement le moindre ſujet de ſe plaindre de moi ; & ce ſont ces mêmes Hommes, avec de pareils ſentimens, qui vont prononcer ſur mes découvertes, ſur mes expériences! Malgré cela, je ne doute pas que le Rapport & l'avis de ces MM. ne ſoient motivés & dictés par le ſavoir & l'impartialité, que tout honnête homme, tout ami de l'humanité, doit mettre dans une affaire qui intéreſſe, ſi eſſentiellement, la Médecine, le Gouvernement & le genre humain.

En attendant la déciſion de cet aréopage, & quelle que ſoit cette déciſion, je ſuppoſe au Conſeil de Santé, aſſez de raiſon & d'humanité, après les preuves que j'ai données des inconvéniens attachés à l'uſage des frictions & du ſublimé-corroſif, pour ne pas en laiſſer continuer l'uſage aux Troupes, quand il eſt prouvé qu'on peut faire mieux, pour leur traitement.

Le zèle & les lumières du Conſeil de

Santé doivent lui ſuggérer d'autres moyens de guérir, qui, à l'exemple des miens, réuniſſent, à la fois, l'économie, la commodité, la douceur des moyens, une prompte & parfaite guériſon.

Sans doute M. Colombier, le chef, l'ame, le flambeau du Conſeil de Santé, aura à cœur, plus qu'aucun de ſes Membres, de ſe diſtinguer & de manifeſter l'étendue de ſes connaiſſances, en indiquant de quoi remplir les vues du Gouvernement, à l'égard de tant de Serviteurs & de Sujets malheureux, qu'il lui importe de ſecourir efficacement, & au moindre prix poſſible. Comme il y va de la gloire de M. Colombier, de l'honneur du Conſeil de Santé, & qu'il s'agit de l'intérêt du Roi & du bien de ſon ſervice, que ne doit-on pas attendre du zèle & du ſavoir de ces MM. dans une affaire de ſi grande conſéquence !

M. Colombier, à la tête des Hôpitaux civils & militaires, a été à portée de connaître, par ſa propre expérience, les dangers & l'inſuffiſance des remèdes ordinaires, & de ſentir, mieux que perſonne, le beſoin & les avantages d'autres remèdes qui n'auraient pas les inconvéniens du mercure (1).

---

(1) Je tiens de M. Colombier, lui-même, que la pre-

Si M. Colombier & le Conseil de Santé, malgré la réunion de leurs lumières, ne trouvent point un nouveau secours, comme je le présume ; ces MM. guidés par l'amour de leur devoir, par un principe d'humanité, de patriotisme, & dans la crainte que leur conscience timorée, ou que les victimes du mercure ne leur reprochent d'avoir empèché le bien qu'ils ne peuvent faire ; ces MM., dis-je, non-seulement accueilleront favorablement ce bien, de quelque part qu'il vienne, mais encore, ils se feront un plaisir & même un devoir, d'aller au-devant de celui qui seroit assez heureux, assez instruit, pour avoir découvert des moyens sûrs de secourir l'humanité souffrante.

M. Colombier & le Comité de Santé, exempts d'une présomption & d'un amour-

---

même année où il a eu les dépôts de mendicité, à Saint-Denis, il avait perdu vingt quatre hommes, sur quatre-vingts, traités par les dragées de Kayser, & que, sur un moindre nombre de malades, douze etaient morts dans les frictions : cette mortalité n'est pas ordinairement si grande ; mais il est certain que, par les traitemens ordinaires, un cinquantième des malades, au moins, périt de l'effet ou des suites du mercure ; tandis qu'en supposant que les huit cents mille Vénériens qu'il y a, dans le Royaume, chaque année, fussent traités suivant ma méthode, il n'y en aurait pas un seul qui mourût de l'effet des remedes..... Quelle comparaison !

propre pernicieux, blâmables dans leur principe, dans leurs effets, sont incapables de voir avec humeur, avec jalousie, que, dans leur département, un autre Médecin fasse le bien, & leur enseigne à le faire.

L'esprit de discernement de ces MM. pour juger ce qui est bon, utile, leur empressement à le proposer & à s'en servir, doivent rassurer l'Administration à ce sujet. La façon de penser & de se conduire de ces MM. est connue ; leur délicatesse en est le garant : & ils seraient les premiers désolés, si leur insuffisance était préjudiciable au bien général.

Si, contre toute raison, le Conseil de Santé est d'avis qu'on emploie, toujours, les frictions & le sublimé-corrosif, au traitement des Troupes, pour ne pas être taxé de se jouer impudemment de la vie des hommes, il se mettra dans la nécessité, pour justifier cette préférence, de réfuter mes objections, afin de rassurer les esprits & les malades, que j'ai prévenus & soulevés contre ces mauvais remèdes. Ces MM. me mettront, également, dans la nécessité d'appuyer mes assertions d'un plus grand nombre de preuves, pour éclairer, le plus que je pourrai, le Gouvernement & le Public, sur les maux qui émaneront du savoir & de la prudence du Conseil de Santé.

Afin que le Gouvernement ait un point fixe, un objet de comparaison, d'après lesquels il puisse juger des avantages & des inconvéniens des différentes méthodes & des différens moyens que le Conseil de Santé, la Société de Médecine ou moi, ou toute autre personne de l'art proposeront ou emploieront, pour la guérison des maladies vénériennes, voici mes données, sur lesquelles le Gouvernement peut statuer.

Par mes traitemens, la guérison de dix mille Soldats vénériens, à-peu-près, qu'il y a par an, dans les Troupes du Roi, coûtera environ huit mille livres; aucun malade ne sera incommodé du traitement; tous, généralement, guériront, avec plus de facilité & en moins de tems que par les autres méthodes. J'en excepte ceux qui auront été traités infructueusement, ou maléficiés par le mercure; parce que les malades manqués, par le mercure, sont plus difficiles à traiter, & qu'il est encore plus difficile de remédier aux accidens du mercure, que de guérir les symptomes les plus graves de la maladie vénérienne, quand ils sont primitifs. Sept mille, au moins, seront traités au Quartier, vivront à l'ordinaire, & continueront leur service.

D'après ces données, que j'établirai en faits incontestables, le Roi & le Ministère seront à même d'apprécier l'utilité de ma découverte, dont les avantages feront encore plus grands & plus fenfibles, quand on appliquera fon ufage à fept ou huit cents mille hommes, qui, dans le courant de l'année, font atteints de cette maladie.

Au furplus, afin que les Miniftres, les Adminiftrations des Hôpitaux Civils & Militaires, les Officiers-Généraux, les Chefs des Corps, fachent à quoi s'en tenir, je les prie de lire ma Requête au Roi, ci-jointe; ils y verront les vues, les moyens que j'ai, & le plan de travail que je propofe, pour les employer d'une manière utile aux intérêts du Roi & au foulagement de l'humanité.

Si on eftime une découverte à raifon de fon utilité, à raifon des peines & des connaiffances qu'elle a exigées, du tems & des dépenfes qu'elle a coûtés, la mienne doit être mife au rang des plus importantes; & fi l'on confidère fes avantages, pour le genre humain, il n'en eft point qui puiffe lui être comparée.

Il ne faut pas qu'une découverte fi précieufe, foit rejettée, ou perdue, parce que, dans le nombre de mes Adverfaires, les uns, faute de favoir ou d'intelligence, ne la conçoivent pas, & la jugent impoffible, ou infuffifante, parce que les autres, par des motifs perfonnels, ne veulent pas en admettre l'ufage.

Il ne faut pas que l'Etat & le Public soient privés de secours que je suis à même de leur donner, parce que cela nuit aux intérêts des uns ou blesse l'amour-propre des autres ; qui trouvent mauvais que j'en sache plus qu'eux, & que je fasse mieux.

Il ne faut pas que le Roi perde, annuellement, quinze à vingt mille Sujets, & que sept à huit cents mille autres manquent d'un secours efficace, par la raison que la manière naturelle & vraie dont j'envisage la maladie & la manière douce & simple dont je la traite ; valent mieux que celles de mes Antagonistes, & qu'elles sont diamétralemunt opposées aux préjugés reçus, aux connaissances vulgaires.

Quel avantage pour l'Etat ! quel bonheur pour l'Humanité ! quelle ressource pour l'Art ! Après trois siècles d'erreurs, de faux préjugés, ou plutôt de ténèbres & d'ignorance, qui ont fait des millions de victimes, de pouvoir garantir les générations futures d'un pareil désastre, en substituant, aujourd'hui, pour la guérison de la maladie vénérienne, une méthode simple, commode, éclairée, à une routine aveugle, gênante, compliquée ; & des remèdes doux, efficaces, à des remèdes insuffisans & meurtriers !

Afin que la Nation & le genre humain jouissent des avantages de mes découvertes, il convient que le Roi & les Ministres protègent & secondent mon zèle & mes travaux : que puis-je, seul, contre tant d'ennemis cachés! Mais si l'autorité les force à se montrer, quelque nombreux, quelque puissans qu'ils soient, je déclare que je n'en crains aucun, & j'ose assurer, que leur calomnie ne tiendra pas contre la vérité, & qu'on ne verra plus mes principaux adversaires abuser de leur place, trahir à la fois la confiance du Ministère & la cause publique, &, se mettant au-dessus du bien général, sacrifier à leurs passions, à leur ignorance, l'intérêt de l'Etat, la santé & la vie des Citoyens.

LETTRE de M. Mittié, à M. le Contrôleur-Général.

Du 15 Avril 1786.

MONSEIGNEUR,

DANS un Mémoire qui vous a été présenté par des personnes, autant intéressées à votre gloire, qu'au bien public, j'ai eu l'honneur de vous proposer l'établissement, dans le Royaume, d'une nouvelle méthode de guérir la maladie vénérienne, avec les végétaux les plus communs, sans empêcher les malades de remplir

plir les devoirs de leur état, pendant leur traitement.

Méthode sûre, douce, facile, prompte, très-peu coûteuse, & sans aucun inconvénient; méthode très avantageuse, vu le grand nombre de Citoyens, de toutes les classes, attaqué de cette maladie, vu l'insuffisance & les dangers du mercure que l'on emploie à sa guérison, & l'ignorance où l'on est sur la cause des mauvais effets de ce minéral.

Quoique je me sois adressé à la Faculté de Médecine, au Collége de Chirurgie, à l'Académie des Siences, la théorie que je leur ai présentée, les moyens que j'ai indiqués, n'ont pas été examinés, ni employés, par une suite du préjugé & de l'aveuglement des Médecins & des Chirurgiens, à l'égard du mercure & de la maladie vénérienne.

Desirant joindre l'exemple au précepte, afin que le fruit de mes découvertes ne soit point perdu pour l'humanité, je vous prie, Monseigneur, de vouloir bien me faire faire des expériences publiques à Dijon.

Les Savans, en tout genre, dont l'Académie de cette Ville est composée, discuteront les principes de ma doctrine, feront l'essai de mes moyens, d'autant plus volontiers, & avec d'autant plus de fruit, que cette Académie, une des plus distinguées du

Royaume par ses lumières, l'est particulièrement par son zèle, par ses travaux, pour l'utilité publique & pour le progrès des Sciences & des Arts.

L'amour de la vérité & du bien général, qui anime cette Compagnie, vous sera garant, Monseigneur, comme à moi, de l'empressement, de l'exactitude & de l'intégrité avec lesquels ses Membres, qui ne sont dominés ni par le préjugé, ni par un esprit de parti, ni par aucun intérêt personnel, constateront, sous les yeux de M. l'Intendant, les effets, les avantages d'une méthode si essentielle à l'art de guérir, & si nécessaire au bien de l'Etat & au soulagement du genre humain.

Je suis avec un très-profond respect, &c.

LETTRE de M. Mittié, à M. le Contrôleur-Général.

Du 12 Mars 1787.

MONSEIGNEUR,

L'année dernière, j'ai eu l'honneur de vous adresser un Mémoire, concernant la guérison des maladies vénériennes, par les végétaux. Sur le rapport qu'on vous a fait des avantages que cette manière de traiter aurait, pour le Gouvernement, vous avez autorisé, par votre Lettre du 29 Juillet dernier, M. l'Intendant de Bourgogne, à faire faire, sous ses yeux, par l'Académie de Dijon, des traitemens publics, conformément à ma demande.

A la veille de commencer ce genre de traitement, & d'établir, après son succès, dans le Royaume, une méthode curative, douce, facile, commode, très-peu coûteuse, beaucoup plus efficace que celle par le mercure, sans avoir aucun de ses inconvéniens; méthode propre à remplir, à tous égards, les vues de l'administration, il vient de paraître une *Instruction sommaire sur le traitement des maladies vénériennes, dans les campagnes, rédigée par la Société Royale de Médecine, publiée par ordre du Gouvernement*; instruction dont les effets certainement ne répondront pas aux vues humaines & bienfaisantes du Roi & des Ministres, comme le ferait un traitement végétal, & l'exécution du travail que j'ai proposé à la suite de la Requête que j'ai présentée au Roi, sur laquelle je vous prie, Monseigneur, de jetter les yeux; je la joins à ma Lettre, avec l'Instruction sommaire qui en fait le sujet.

Si la Société de Médecine avait répondu à

mes honnêtetés, & aux démarches que j'ai faites, pour la servir, pour l'éclairer; si elle avait daigné me consulter, ou si elle avait su ou voulu profiter des lumières que j'ai répandues sur la maladie vénérienne & sur son traitement, l'Instruction que cette Compagnie vient de publier, ne donnerait pas lieu aux allarmes & aux plaintes des Médecins éclairés, ni aux représentations que j'ai l'honneur de vous faire, sur les maux qu'elle va occasionner.

Les remèdes indiqués par cette Instruction, sont le sublimé-corrosif & les frictions mercurielles. On ne peut voir, sans frémir, pour les malheureux qui en seront victimes, proposer de pareils moyens de guérison & vouloir en confier l'usage à des êtres sans savoir, sans prudence, sans discernement.

Comment des Médecins, qui connaissent le danger, l'insuffisance de ces remèdes, peuvent-ils mettre, dans les mains des Chirurgiens de campagne, le poison le plus terrible, la méthode la plus dangereuse? remèdes qui, entre les mains de ces mêmes Médecins, sont très-souvent accompagnés d'accidens les plus funestes.

Comment la Société Royale a-t-elle préféré à un traitement doux & simple, par les végétaux, les plus mauvais remèdes que la

Médecine puiſſe employer ? remèdes qui enlèvent, chaque année, au moins dix mille hommes à l'Etat, perte qui ſera doublée, triplée, à raiſon de l'uſage qu'on fera de l'Inſtruction de la Société de Médecine.

Il eſt de votre prudence, de votre humanité, Monſeigneur, d'arrêter, le plus promptement poſſible, l'Inſtruction de la Société de Médecine, & de défendre de ſuivre, en aucun lieu, ce qu'elle preſcrit. Mes lumières, ma conſcience, l'intérêt de l'Etat, l'intérêt public, m'obligent à vous en faire ſentir la néceſſité, ſi vous voulez, Monſeigneur, prévenir les maux, les homicides qui ſeront les ſuites néceſſaires de cette Inſtruction.

A l'égard de la diſcuſſion de ma doctrine, & des traitemens publics, que j'ai demandés, ils deviennent indiſpenſables, dans la circonſtance préſente. M. l'Intendant de Bourgogne, pour y procéder, attend votre réponſe à la lettre qu'il a eu l'honneur de vous écrire, pour ſavoir la marche que vous lui preſcrirez dans cette opération.

Opération d'autant plus importante, pour le bien de l'Etat, pour le ſoulagement de l'humanité, que ma méthode de guérir conſervera tous les ans, la ſanté & la vie à des milliers de ſujets, indépendamment de la continuation de leurs travaux, pendant leurs traitemens, & d'une économie considérable dans la dépense des Hôpitaux civils & militaires.

J'ose vous assurer, Monseigneur, que l'emploi de mes découvertes, établi sous vos auspices, répandu dans le Royaume, sera une époque aussi heureuse pour votre administration, qu'avantageuse pour l'Etat & pour le genre humain.

Comme ma conduite est aussi franche que mes vues sont louables, j'ai l'honneur de vous prévenir, Monseigneur, que je travaillerai incessamment aux objections que j'ai à faire contre l'Instruction de la Société de Médecine. Je les enverrai à cette Compagnie, pour qu'elle y réponde, & je les rendrai publiques, par la voie de l'impression; pour éclairer les Médecins, plus qu'ils ne le sont, sur les dangers & les suites fâcheuses attachés à l'usage du sublimé-corrosif & des frictions mercurielles, & pour inspirer au Public d'autant plus d'horreur pour ces remèdes, qu'ils sont infidèles & meurtriers, & qu'on peut leur en substituer de très-doux & de très-efficaces.

Je suis avec un profond respect, &c.

P.S. Après quatre mois de ſollicitations, j'ai enfin reçu la réponſe ſuivante :

COPIE de la Lettre de M. LEMONNIER, Commiſſaire des Guerres du Directoire des Hôpitaux, à M. MITTIÉ, Médecin.

Paris, ce 3 Février 1789.

JE reçois & réponds, ſur-le-champ, Monſieur, à la Lettre que vous m'avez fait l'honneur de m'écrire cejourd'hui.

J'ai remis ſous les yeux du Directoire votre précédente Lettre, qui avait pour objet de demander la communication du Rapport du Conſeil de Santé, ſur vos expériences à Grenoble. Le Directoire m'a chargé d'avoir l'honneur de vous mander qu'il ne pouvait pas vous donner ce Rapport en communication, parce que ce ſerait faire une choſe contre ſon uſage.

J'ai l'honneur d'être, &c.

LETTRE de M. MITTIÉ, à M. LEMONNIER, Commiſſaire des Guerres du Directoire des Hôpitaux.

Paris, 4 Février 1789.

MONSIEUR,

Je vous prie de témoigner au Conſeil de

Santé combien votre réponse m'a étonné & blessé, par le refus qu'il fait de me donner communication de son Rapport sur mes expériences de Grenoble.

Il n'y a qu'un Conseil d'iniquité qui refuse de faire part de son jugement à la personne qu'il regarde directement, & de mettre au jour son Rapport, son avis, sa décision sur une affaire qui intéresse l'Etat & l'humanité.

L'honneur, le devoir, l'amour de la vérité & du bien public, imposent d'autant plus au Conseil de Santé l'obligation de publier son Rapport, que, dans l'affaire dont il s'agit, il est Juge & Partie, & que son silence ferait présumer que l'injustice, l'ignorance, l'animosité & la mauvaise foi auraient dicté ce Rapport; du moins, je me prévaudrai, pour le penser & le publier, du refus que ces Messieurs font de le communiquer.

Et si ces Messieurs persistent dans leur refus, ma cause devenue celle de l'Etat, je la porterai & la solliciterai par-tout où je pourrai obtenir justice & satisfaction, & je le ferai de la manière la plus convenable, pour lui donner toute la publicité que son importance mérite.

J'ai l'honneur d'être, &c.

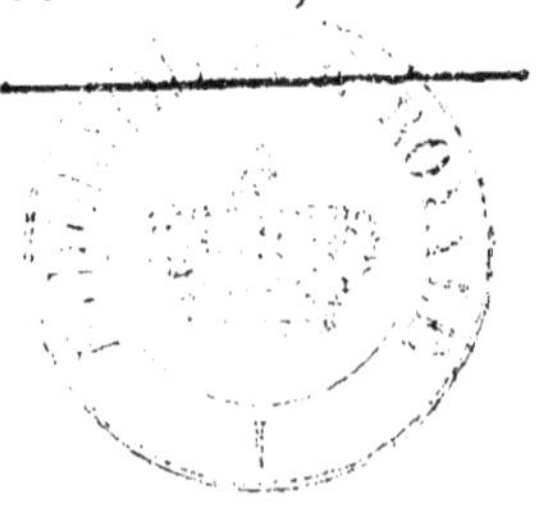

www.ingramcontent.com/pod-product-compliance
Lightning Source LLC
LaVergne TN
LVHW050435160826
845677LV00002BA/719

* 9 7 8 2 3 2 9 6 7 6 4 1 8 *